I0043414

Elise Reynier

Dispositifs intra-utérins chez les femmes nullipares

Elise Reynier

Dispositifs intra-utérins chez les femmes nullipares

Enquête sur les pratiques des médecins généralistes de Loire-Atlantique (France)

Presses Académiques Francophones

Impressum / Mentions légales

Bibliografische Information der Deutschen Nationalbibliothek: Die Deutsche Nationalbibliothek verzeichnet diese Publikation in der Deutschen Nationalbibliografie; detaillierte bibliografische Daten sind im Internet über http://dnb.d-nb.de abrufbar.

Alle in diesem Buch genannten Marken und Produktnamen unterliegen warenzeichen-, marken- oder patentrechtlichem Schutz bzw. sind Warenzeichen oder eingetragene Warenzeichen der jeweiligen Inhaber. Die Wiedergabe von Marken, Produktnamen, Gebrauchsnamen, Handelsnamen, Warenbezeichnungen u.s.w. in diesem Werk berechtigt auch ohne besondere Kennzeichnung nicht zu der Annahme, dass solche Namen im Sinne der Warenzeichen- und Markenschutzgesetzgebung als frei zu betrachten wären und daher von jedermann benutzt werden dürften.

Information bibliographique publiée par la Deutsche Nationalbibliothek: La Deutsche Nationalbibliothek inscrit cette publication à la Deutsche Nationalbibliografie; des données bibliographiques détaillées sont disponibles sur internet à l'adresse http://dnb.d-nb.de.

Toutes marques et noms de produits mentionnés dans ce livre demeurent sous la protection des marques, des marques déposées et des brevets, et sont des marques ou des marques déposées de leurs détenteurs respectifs. L'utilisation des marques, noms de produits, noms communs, noms commerciaux, descriptions de produits, etc, même sans qu'ils soient mentionnés de façon particulière dans ce livre ne signifie en aucune façon que ces noms peuvent être utilisés sans restriction à l'égard de la législation pour la protection des marques et des marques déposées et pourraient donc être utilisés par quiconque.

Coverbild / Photo de couverture: www.ingimage.com

Verlag / Editeur:
Presses Académiques Francophones
ist ein Imprint der / est une marque déposée de
AV Akademikerverlag GmbH & Co. KG
Heinrich-Böcking-Str. 6-8, 66121 Saarbrücken, Deutschland / Allemagne
Email: info@presses-academiques.com

Herstellung: siehe letzte Seite /
Impression: voir la dernière page
ISBN: 978-3-8381-7944-5

Copyright / Droit d'auteur © 2013 AV Akademikerverlag GmbH & Co. KG
Alle Rechte vorbehalten. / Tous droits réservés. Saarbrücken 2013

SOMMAIRE

2

LISTE DES ABREVIATIONS UTILISEES

AFSSAPS : Agence Française de Sécurité Sanitaire des Produits de Santé

BUM : Bon Usage du Médicament

CNAMTS : Caisse Nationale d'Assurance Maladie des Travailleurs Salariés

DAM : Délégué de l'Assurance Maladie

DIU : Dispositifs Intra Utérins

DU : Diplôme Universitaire

FMC : Formation Médicale Continue

GEU : Grossesse Extra-Utérine

HAS : Haute Autorité de Santé

IMC : Indice de Masse Corporelle

IST : Infection Sexuellement Transmissible

IVG : Interruption Volontaire de Grossesse

MIP : Maladie Inflammatoire Pelvienne

OMS : Organisation Mondiale de la Santé

ORS : Observatoire Régional de la Santé

I. INTRODUCTION

Actuellement en France, les femmes nullipares disposent de moyens de contraception variés et efficaces. En première intention il leur est souvent proposée une pilule œstro-progestative, mais ce mode de contraception est loin de convenir à toutes : oublis de prise pouvant être responsables de grossesses non désirées et d'Interruptions Volontaires de Grossesse (IVG) ; mauvaise tolérance aux hormones ; contre-indications ; ou parfois lassitude d'une prise quotidienne. Or l'on sait que pour être efficace, une contraception doit être librement choisie : « chaque contraception [doit être] adaptée à la situation personnelle de chaque femme, [pour être] de fait bien acceptée et bien menée », comme le précise la Haute Autorité de Santé (HAS). [1]

Les Dispositifs Intra-Utérins (DIU) représentent une méthode alternative efficace, qui peut être proposée aux femmes nullipares. Il a été dit que cette méthode était contre-indiquée car l'on supposait les risques d'infection pelvienne trop importants, avec une peur de stérilité ultérieure. [2,3] Or de nombreuses études (dont certaines remontent à plus de 30 ans) ont démontré un faible risque de complications. [4,5,6] Depuis 2004, la Haute Autorité de Santé recommande ce type de contraception chez la femme nullipare : « les DIU ne sont pas uniquement destinés aux femmes ayant eu un ou des enfants». [1] De nombreux pays européens, comme l'Allemagne ou le Royaume-Uni posent des DIU chez des femmes nullipares depuis des années, sans conséquence néfaste sur leur fertilité ultérieure.

Mais qu'en est-il en pratique en France ? Les femmes peuvent-elles avoir accès facilement à ce type de contraception, ou sont-elles encore confrontées à un manque d'évolution des mentalités ?

Le but de ce travail est de contribuer à un état des lieux des connaissances et des pratiques des médecins généralistes concernant la pose de DIU chez les nullipares. En effet, ces médecins de proximité sont bien souvent la première source d'information scientifique et médicale pour une jeune femme, et leur avis pour un mode de contraception est très important. Il est primordial qu'ils aient une bonne connaissance des avantages et inconvénients de chaque moyen de contraception, afin d'adapter chaque traitement aux spécificités des patientes et de pouvoir proposer des alternatives en cas d'échec ou de mauvaise tolérance.

Une enquête a donc été réalisée en 2010 auprès de 100 médecins généralistes installés en Loire-Atlantique. Après la présentation des modalités de l'enquête, et de ses résultats, nous discuterons des réponses afin de comparer la réalité de la pratique sur le terrain et les données scientifiques.

II. ENQUETE TELEPHONIQUE AUPRES DES MEDECINS GENERALISTES DE LOIRE-ATLANTIQUE

1) Méthode

Notre échantillon a été constitué à partir de la liste exhaustive des médecins généralistes de Loire-Atlantique (soit 1033 médecins). Cette liste a fait l'objet d'un tri informatique aléatoire, sur la base duquel nous avons contacté dans l'ordre les médecins. L'enquête s'est terminée lorsque nous avons eu un retour de 100 questionnaires, que nous pouvions considérer comme un échantillon représentatif en taille. Nous verrons plus tard sa représentativité par sexe et âge des médecins.

Chaque médecin a été contacté par téléphone, et les réponses ont été collectées par téléphone, courriel ou télécopie en fonction des préférences et disponibilités de chacun.

2) Questionnaire

Docteur :

Age	
Sexe	
Type d'exercice	o Rural (<2000 habitants) o Urbain(>2000 habitants)
DU de gynéco	o Oui o Non

1/ <u>Sur le principe de poser un DIU (Dispositif Intra Utérin) chez une femme nullipare, vous êtes</u> :

- o Totalement opposé
- o Fortement opposé, mais d'accord si aucune autre option de contraception n'est possible
- o Favorable en seconde intention
- o Totalement favorable

2/ <u>Dans quels cas pensez-vous qu'il peut être souhaitable de proposer un DIU chez une femme nullipare</u> (plusieurs réponses possible):

- o Echec d'une autre contraception
- o Contre-indication aux moyens hormonaux
- o Mauvaise tolérance des moyens hormonaux
- o Demande de la patiente
- o Dans aucun cas
- o Autre :

3/ <u>Pensez-vous que les effets indésirables ou les complications soient</u> :

- o Très fréquents
- o Assez fréquents
- o Peu fréquents
- o Rares

4/ <u>Selon vous, quels sont les *principaux* inconvénients de cette méthode de contraception chez la femme nullipare</u> (plusieurs réponses possibles):

- o Risque de stérilité
- o Risque d'infection pelvienne
- o Mauvaise tolérance : douleurs, saignements, expulsion…

o Efficacité moindre

o Technicité difficile

o Aucun inconvénient

o Autre :

5/ <u>Parlez-vous spontanément de cette méthode de contraception avec vos patientes nullipares</u> :
- o Non, jamais spontanément
- o Oui parfois, en seconde intention
- o Oui toujours, comme méthode de contraception possible

6/ <u>Pensez-vous que pour les patientes nullipares, cette méthode</u> est:
- o Facilement acceptable
- o Difficilement acceptable
- o Pas du tout acceptable

7/ A votre avis, quelles peuvent être les motivations des patientes nullipares qui souhaitent un DIU ?

8/ A votre avis, quelles peuvent être les réticences des patientes nullipares au DIU ?

9/ <u>Personnellement, posez-vous des DIU</u> ?
- o Oui
- o Non

10/ Si oui, vous est-il déjà arrivé d'en poser chez des femmes nullipares ?

- o Oui
- o Non

3) Analyse de l'échantillon

a. Refus de participation

Trente médecins ont refusé de participer à l'enquête. Parmi eux, il y avait 26 hommes et 4 femmes, et 3 exerçaient en milieu rural, contre 27 en milieu urbain.

b. Impossibilité de répondre

18 médecins ont été exclus de l'enquête pour diverses raisons :

- Personne décédée : 1

- Numéro de téléphone non attribué : 3

- Cabinet fermé pour raisons personnelles : 2

- Médecins n'exerçant plus la médecine générale, mais une spécialité : 12

    - o Nutritionnistes : 2

    - o Ostéopathes : 2

    - o Angiologues : 3

    - o Echographistes : 2

    - o Acupuncteur : 1

o Algologue : 1

o Mésothérapeute : 1

c. Echantillon ayant participé à l'enquête

Cent médecins généralistes ont accepté de participer à notre enquête.

Afin de nous aider à les identifier, puis de voir si notre échantillon est représentatif de la population des médecins généralistes de Loire-Atlantique (cf chapitre IV.1.b), nous leur avons demandé leur âge, leur sexe, leur lieu d'exercice (rural étant défini comme une population inférieure à 2000 habitants, et urbain supérieure à 2000 habitants) et s'ils avaient passé le diplôme universitaire de gynécologie. A noter que 7 participants ont refusé de donner leur âge ; ils sont représentés par le groupe « néant » sur les graphiques.

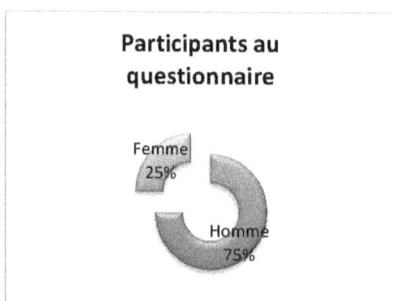

Participants au questionnaire

Femme 25%

Homme 75%

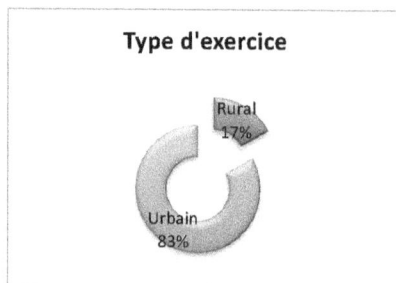

Type d'exercice

Rural 17%

Urbain 83%

Répartition des âges

33,0%
39,0%
10,0%
11,0%
7,0%
0,0%

| 20-30 ans | 30-40 ans | 40-50 ans | 50-60 ans | > 60 ans | Néant |

DU Gynécologie

Oui 6%

Non 94%

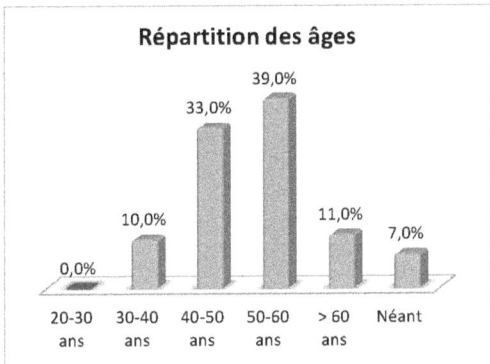

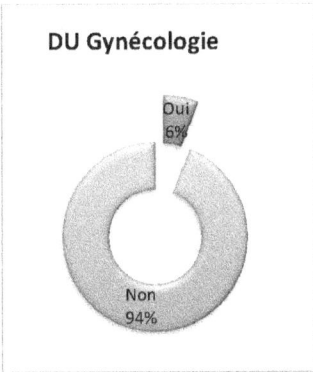

4) Résultats de *l'enquête*

Dans cette partie, nous exposerons les résultats bruts de l'enquête, que nous commenterons dans la partie suivante.

a. Question 1 : « Sur le principe de poser un DIU chez une femme nullipare, vous êtes : »

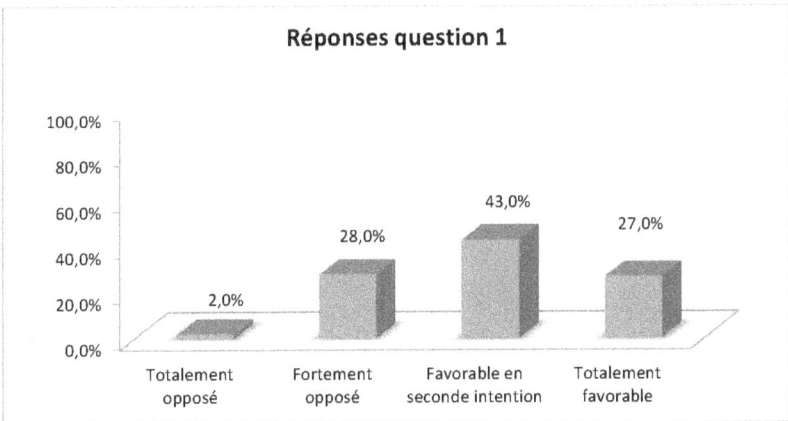

Réponses question 1

100,0%
80,0%
60,0%
40,0%
20,0%
0,0%

2,0%
28,0%
43,0%
27,0%

| Totalement opposé | Fortement opposé | Favorable en seconde intention | Totalement favorable |

b. Question 2 : « Dans quels cas pensez-vous qu'il peut être souhaitable de poser un DIU chez une femme nullipare ? »

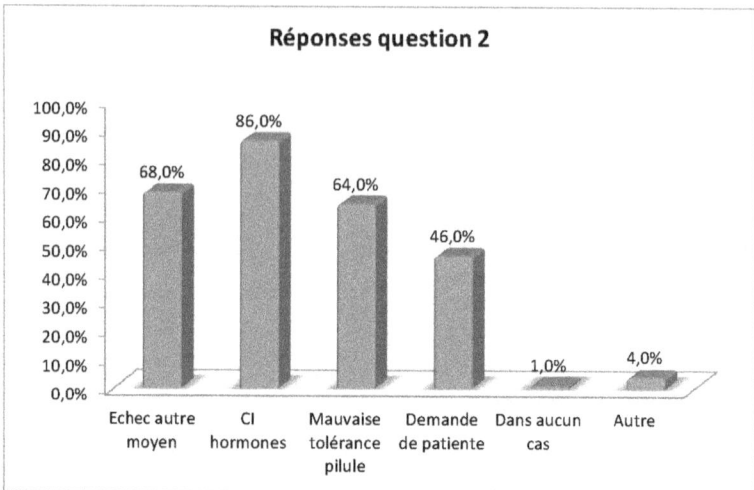

Réponses question 2

Quatre pourcent des médecins ont proposé d'autres indications de pose de DIU que celles proposées. Voici leurs propositions :

- Pose d'un DIU d'emblée en première intention chez une nullipare

- En cas de limitation intellectuelle, de non compréhension de la prise de pilule

- En cas de difficulté de compliance à une prise quotidienne

- Chez les fumeuses

c. Question 3 : « Pensez-vous que les effets indésirables ou les complications soient : »

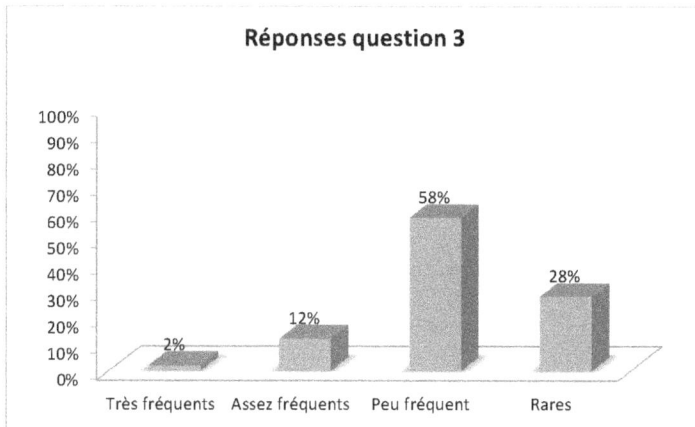

Réponses question 3

- Très fréquents : 2%
- Assez fréquents : 12%
- Peu fréquent : 58%
- Rares : 28%

d. Question 4 : « Selon vous, quels sont les principaux inconvénients de cette méthode de contraception chez la femme nullipare ? »

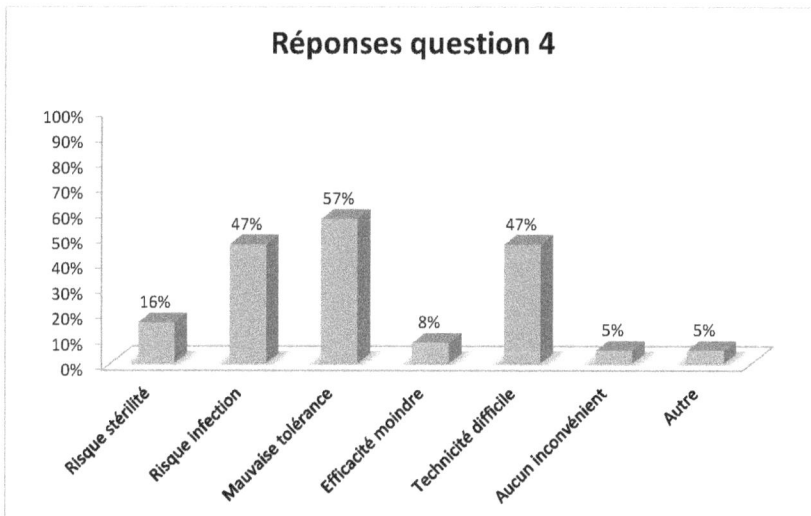

Réponses question 4

- Risque stérilité : 16%
- Risque Infection : 47%
- Mauvaise tolérance : 57%
- Efficacité moindre : 8%
- Technicité difficile : 47%
- Aucun inconvénient : 5%
- Autre : 5%

Parmi les 5% de réponses « autres », les réponses suivantes ont été données :

- Risque de grossesse extra-utérine (pour 2 médecins)

- Méthode non naturelle (par rapport au retrait, cycles ovulatoires,etc .)

- Le médecin se sent contraint d'adresser au gynécologue

- Exactement les mêmes inconvénients que chez la femme multipare.

e. Question 5 : « Parlez-vous spontanément de cette méthode de contraception avec vos patientes nullipares ? »

Réponses question 5

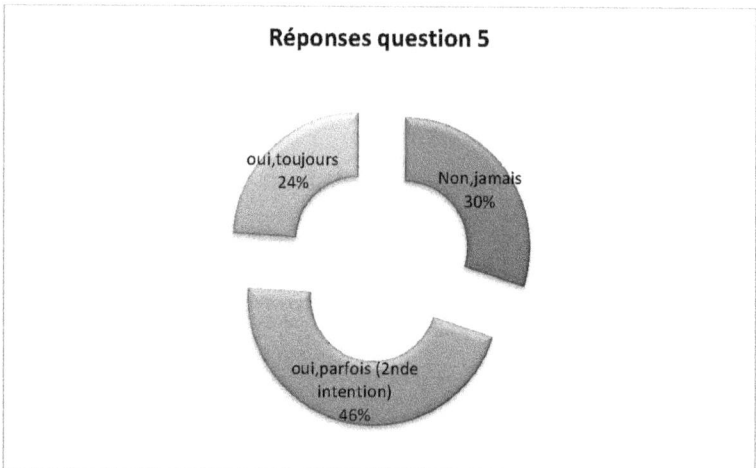

oui,toujours 24%

Non,jamais 30%

oui,parfois (2nde intention) 46%

f. Question 6 : « Pensez-vous que pour les patientes nullipares, cette méthode est : »

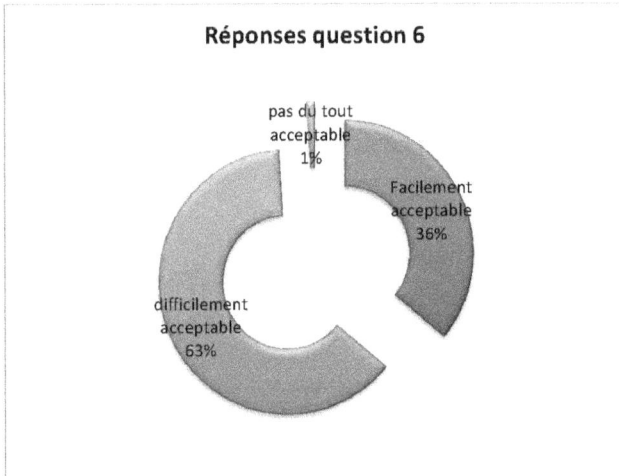

Réponses question 6

pas du tout acceptable 1%

Facilement acceptable 36%

difficilement acceptable 63%

g. Question 7 : « A votre avis, quelles peuvent être les motivations des patientes nullipares qui souhaitent un DIU ? »

Il s'agissait ici d'une question ouverte, qui demandait aux médecins généralistes de se placer du point de vue de la patiente. Quelles pourraient être leurs motivations si elles se présentaient en consultation en demandant une contraception par DIU ?

Les réponses ont été regroupées. On retrouve, par ordre décroissant :

- Pas d'oublis de pilule : 41%

- Pas de prise quotidienne, facilité d'observance : 35%

- Pas d'hormones dans le DIU au cuivre, contraception plus naturelle, plus physiologique, plus écologique : 19%

- Lorsque les patientes ont une mauvaise tolérance aux hormones : 18%

- Lors d'un échec d'une autre contraception ou d'IVG antérieure(s) : 8%

- Contraception plus efficace, sécurité d'utilisation : 7%

- Lorsque les patientes présentent une contre-indication aux autres moyens de contraception : 6%

- Contraception peu onéreuse et remboursée : 4%

- Moins d'effets secondaires avec un DIU : 3%

- Patientes présentant des migraines sous pilule : 2%

- Longue durée d'action, car DIU mis en place pour 5 ans : 2%

- Plus discret que la pilule vis-à-vis des parents : 1%

h. Question 8 : « A votre avis, quelles peuvent être les réticences des patientes nullipares au DIU ? »

Là aussi, le médecin généraliste devait se placer du point de vue de la patiente. Quelles sont leurs peurs, leurs craintes concernant les DIU communément appelés « stérilets » ?

Voici les réponses regroupées et par ordre décroissant :

- Peur d'avoir une douleur à la pose du DIU : 36%

- Peur d'avoir un corps étranger : 36%

- Peur de devenir stérile : 31%

- Peur d'une infection pelvienne : 29%

- Peur d'avoir des saignements, des règles plus douloureuses et plus longues: 13%

- Peur que le DIU soit moins efficace et de tomber enceinte : 9%

- Problème du manque d'information des femmes et des idées reçues : 9%

- Peur d'une gêne, notamment pendant les rapports sexuels : 7%

- Peur d'une grossesse extra-utérine : 2%

- Nécessité d'un geste technique : 1%

- Aspect pratique de la pilule où les patientes sont bien réglées, contrairement au DIU : 1%

i. Question 9 : « Personnellement, posez-vous des DIU ? »

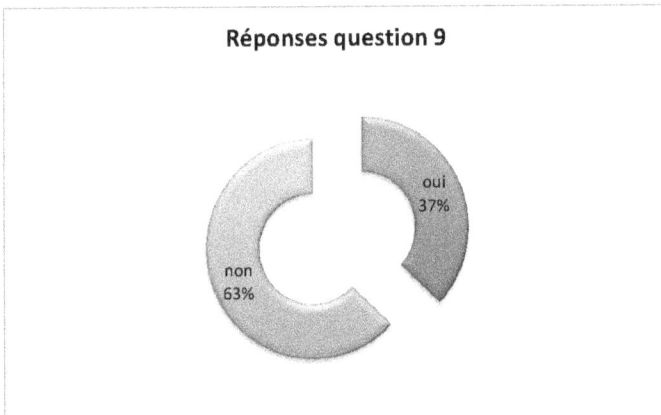

Réponses question 9

oui 37%

non 63%

j. Question 10 : « Si oui, vous est-il déjà arrivé d'en poser chez des femmes nullipares ? »

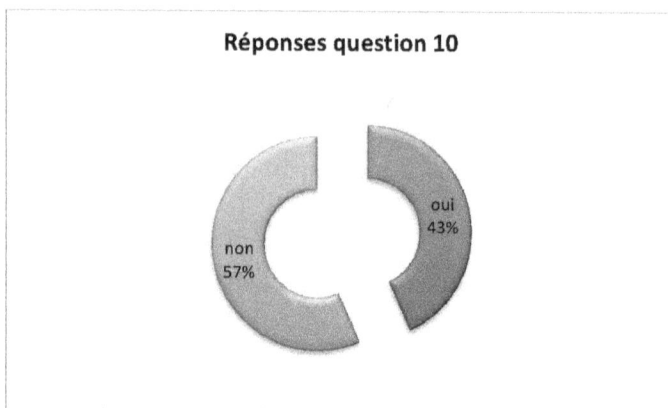

Réponses question 10

oui
43%

non
57%

III. DISCUSSION

1) Qualité et validité des résultats

a. Le recrutement de l'échantillon

Parmi les médecins indiqués sur la liste, 12 noms de médecins ne figuraient pas dans les pages jaunes.

Compte-tenu de la difficulté de dégager le temps disponible auprès des médecins pour répondre par téléphone, nous avons élargi les modes possibles de réponse en adressant le questionnaire à ceux qui le souhaitaient par courriel ou télécopie, afin d'apporter une plus grande souplesse et de favoriser ainsi l'acceptation de participer à l'enquête.

Trente médecins ont toutefois refusé de participer à notre enquête. Parmi ces médecins, voici la répartition hommes/femmes :

Refus de participer à l'enquête, répartition hommes / femmes

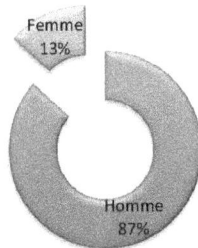

Femme
13%

Homme
87%

Rappelons que notre échantillon comporte 75% d'hommes et 25% de femmes. On se rend compte que ce sont majoritairement des hommes qui ont refusé de répondre. Pour quelles raisons ?

Certains d'entre eux nous ont clairement expliqué qu'ils ne se sentaient pas aptes à répondre à un questionnaire concernant les DIU, car leurs connaissances dans ce domaine étaient limitées. Peut-être est-ce pour cela que les femmes ont plus volontiers répondu, pratiquant en moyenne a priori plus de gynécologie que les hommes ?

Cette constatation peut mettre en lumière un biais de recrutement des médecins, avec une moyenne de réponses peut-être plus favorable au DIU chez la nullipare qu'elle ne l'est en réalité.

Quant à la répartition des médecins exerçant en milieu rural ou urbain, on constate que ce sont principalement les médecins « urbains » qui ont refusé de participer :

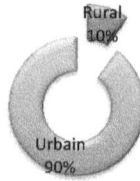

Refus de participer à l'enquête, répartition par type d'exercice

Rural 10%

Urbain 90%

Là aussi, le refus pourrait être dû à un manque de connaissance dans le domaine. On constate en effet que les médecins généralistes exerçant en milieu rural posent beaucoup plus de DIU que les médecins en milieu urbain, ceci vraisemblablement à cause de l'absence de gynécologues en milieu rural. En effet, comme le montre le graphique ci-dessous, 52.9% des médecins exerçant en milieu rural posent des DIU. Ils semblaient donc probablement plus à l'aise pour répondre à notre questionnaire.

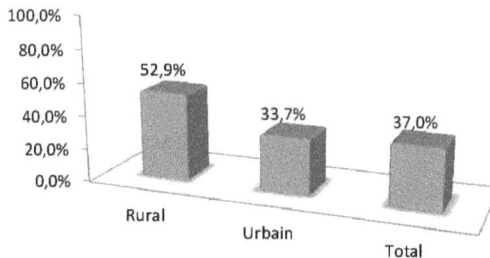

Médecins posant des DIU, en fonction du lieu d'exercice

100,0%
80,0%
60,0%
40,0%
20,0%
0,0%

52,9% Rural

33,7% Urbain

37,0% Total

b. L'échantillon

Notre échantillon est composé de 100 médecins généralistes installés en Loire-Atlantique, soit 9.68% de la population des 1033 généralistes recensés installés en 2008 dans le département, d'après les données de la CNAMTS (Caisse Nationale de l'Assurance Maladie des Travailleurs Salariés), fournis par l'Observatoire Régional de la Santé (ORS). Mais les 1033 médecins recensés dans le département en tant que généralistes, n'exercent sûrement pas tous une activité de médecine générale. Nous avons vu précédemment que parmi les 148 médecins contactés par téléphone, 18 n'étaient pas éligibles pour notre étude car ils n'exerçaient plus une activité de généraliste.

Le graphique ci-dessous compare tout de même notre échantillon et la population des généralistes recensés, concernant la répartition hommes/femmes et la répartition par âge des médecins.

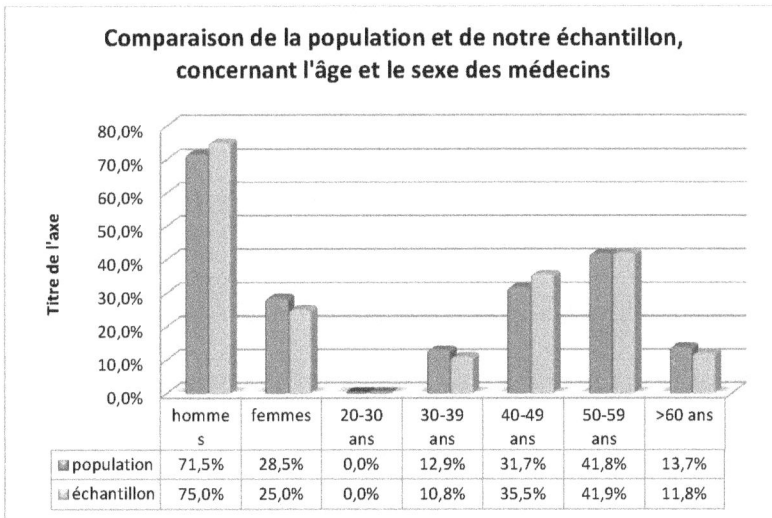

Comparaison de la population et de notre échantillon, concernant l'âge et le sexe des médecins

	homme s	femmes	20-30 ans	30-39 ans	40-49 ans	50-59 ans	>60 ans
population	71,5%	28,5%	0,0%	12,9%	31,7%	41,8%	13,7%
échantillon	75,0%	25,0%	0,0%	10,8%	35,5%	41,9%	11,8%

On constate une grande concordance entre notre échantillon et la population de généralistes de Loire-Atlantique.

Pour voir si les médecins interrogés avaient une propension particulière à la gynécologie, nous leur demandions s'ils avaient fait le Diplôme Universitaire (DU) de gynécologie. Toutefois seulement 6% des médecins l'avaient passé, alors qu'ils sont 37% à poser des DIU. La possession ou non du DU de gynécologie ne semble pas être une variable discriminante pour savoir si un médecin généraliste pratique ou non fréquemment cette discipline.

c. Forces et limites de l'étude

La force de notre étude réside dans le tirage au sort des médecins généralistes, qui induit un échantillon représentatif.

Les limites de notre étude sont les suivantes :

- Il existe un biais de sélection des médecins, les médecins ayant accepté de répondre à notre enquête ayant probablement une affinité plus particulière avec la gynécologie que ceux ayant refusé.
- Notre enquête repose sur la base de la déclaration des médecins et non sur leurs pratiques réelles.

Ces 2 phénomènes entrainent des résultats probablement trop optimistes par rapport à la réalité, concernant les DIU chez les nullipares.

2) *Evaluation des réponses par rapport aux données scientifiques*

a. Indications de pose

Les indications de la pose d'un DIU chez une femme nullipare ne sont pas clairement codifiées, mais la HAS précise que « chaque contraception [doit être] adaptée à la situation personnelle de chaque femme et [...] soit de fait bien acceptée et bien menée ». [1]

i. Echec d'une autre contraception

68% des médecins interrogés pensent que le DIU est une bonne indication si un autre type de contraception a échoué. En effet, une contraception mal menée peut conduire à un échec de celle-ci et potentiellement donc à une Interruption Volontaire de Grossesse (IVG). Il convient donc de trouver avec chaque femme la méthode qui lui conviendra le mieux. Le DIU, de par sa facilité d'utilisation et ses effets secondaires peu importants, est donc une méthode à proposer en cas d'échec d'une autre contraception.

ii. Contre-indication aux moyens hormonaux

Dans diverses situations, la pilule œstro-progestative est contre-indiquée : antécédent personnel ou familial au premier degré de maladie thrombo-embolique ; antécédent personnel de cancer du sein, ou antécédent familial de cancer du sein avec mutation ACR, migraine avec aura, diabète avec atteinte vasculaire, connectivites, insuffisance cardiaque, insuffisance hépatique. La pilule est également contre-indiquée en cas d'association de 2 facteurs de risques, parmi les suivants : tabac, âge supérieur à 35 ans, Indice de Masse Corporelle (IMC) supérieur à 30 kg/m2, migraine, diabète, dyslipidémie.

Les contre-indications de la pilule micro-progestative sont moindres : accident thrombo-embolique évolutif datant de moins de 3 mois, et affection hépatique sévère.

Dans de nombreuses situations donc, les moyens hormonaux sont contre-indiqués, et le DIU au cuivre reste une des seules méthodes contraceptives possibles, ne contenant pas d'hormones.

Parmi les 100 médecins interrogés, 86 pensent que la contre-indication aux moyens hormonaux est une indication au DIU. Quelles alternatives contraceptives proposeraient alors les 14 autres médecins interrogés à leurs patientes ?

iii. _Mauvaise tolérance des moyens hormonaux_

La pilule œstro-progestative peut être parfois mal tolérée. Parmi les effets secondaires connus, nous pouvons citer les troubles de la libido (notamment après plusieurs années d'utilisation), des spottings, la sensation de jambes lourdes, des mastodynies, de l'acné, des céphalées, une prise de poids. Voici principalement les effets secondaires ressentis par la patiente, mais la pilule a également des effets indésirables métaboliques, avec augmentation des taux de HDL et LDL cholestérol, augmentation des triglycérides, développement d'une insulino-résistance, hypercoagulabilité pouvant être responsable d'accidents thromboemboliques. [7]

La pilule micro-progestative peut quant à elle donner des effets secondaires à type de métrorragies, spottings ou au contraire aménorrhée.

Dans des situations de mauvaise tolérance à une pilule, le DIU peut être une alternative de choix chez la femme nullipare. Car si la patiente présente trop d'effets secondaires, elle risque d'arrêter sa contraception orale, et le risque d'IVG est alors encore présent.

Mais l'indication du DIU pour « mauvaise tolérance » n'est vraie que pour 64% des médecins interrogés.

iv. _Demande de la patiente_

Seuls 46% des médecins interrogés jugent que l'on peut poser un DIU chez une femme nullipare qui le désire. Une patiente ne peut-elle pas avoir le libre choix de sa contraception ? Comme le dit Martin Winckler, « le choix fait par l'utilisatrice est le meilleur garant de l'efficacité et de la sécurité de la méthode » [8].

Au vu de ce qui précède, nous pouvons donc considérer que les 4 indications précédentes pouvaient être admises pour la pose d'un DIU chez une femme nullipare, soit :

- Echec d'un autre moyen de contraception
- Contre-indication aux moyens hormonaux
- Mauvaise tolérance des moyens hormonaux
- Demande de la patiente

On constate que 35% des médecins ont répondu ces 4 items.

Le graphique ci-dessous répartit, par tranche d'âge, les médecins ayant répondu à ces 4 propositions. Rappelons que « néant » représente les médecins n'ayant pas donné leur âge.

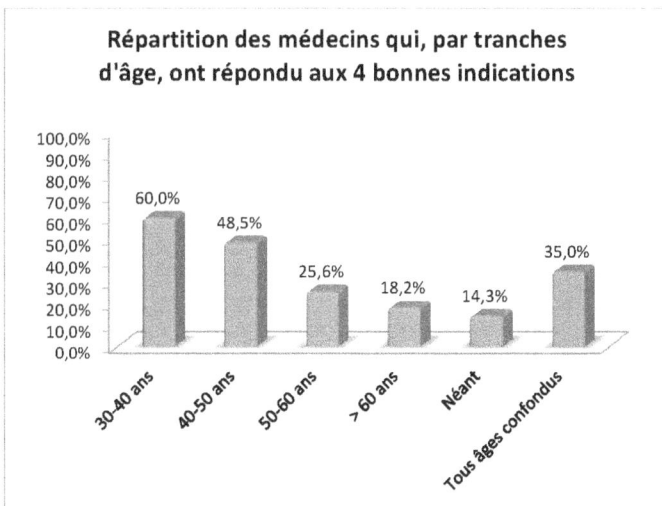

La différence est nette entre les « jeunes » médecins et les médecins plus âgés. En effet, 60% des médecins ayant entre 30 et 40 ans ont bien répondu, contre seulement 18.2% des médecins ayant plus de 60 ans. Ceci pourrait s'expliquer par le fait que les médecins plus âgés ont appris à la faculté que les DIU étaient contre-indiqués chez les femmes nullipares. Malgré l'actualisation des recommandations, ils semblent rester réticents à proposer ce type de contraception.

Regardons à présent le taux de « bonnes réponses » en fonction du sexe du médecin :

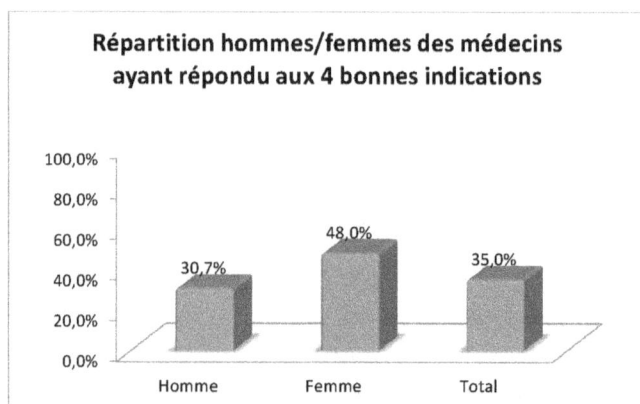

Répartition hommes/femmes des médecins ayant répondu aux 4 bonnes indications

On constate aisément que les femmes ont mieux répondu que les hommes concernant les indications de pose d'un DIU chez une nullipare, puisque presque la moitié d'entre elles ont cité les 4 bonnes propositions.

Ceci pourrait s'expliquer par le fait que les femmes généralistes sont bien souvent plus sollicitées que leurs collègues hommes à faire de la gynécologie, qui serait donc un domaine qu'elles maitrisent peut-être plus.

La pratique de la gynécologie serait donc un critère permettant de mieux répondre ? Voyons alors si les médecins qui posent des DIU ont bien répondu.

Et bien de manière surprenante, seuls 35.1% des médecins posant des DIU ont proposé ces 4 indications de pose, ce qui correspond à la moyenne des réponses des généralistes. Poser des DIU ne représenterait donc pas un critère permettant de mieux connaitre les indications. Ce qui revient à remettre en cause la supposition précédente selon laquelle les femmes avaient mieux répondu car elles semblaient plus pratiquer de gynécologie.

On constate effectivement que les femmes posent un peu plus de DIU que les hommes, mais pas de manière très significative non plus :

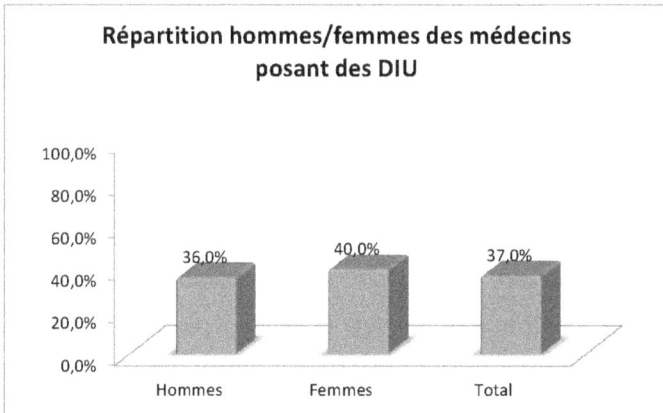

b. Complications, inconvénients

Pour la majorité des médecins généralistes, les inconvénients des DIU chez les nullipares ne sont pas significatifs, puisque 58% pensent que les complications sont peu fréquentes, et 28% qu'elles sont rares, soit en tout 86% des médecins.

Détaillons à présent ces inconvénients ou complications redoutées, comparons-les aux données scientifiques et examinons les caractéristiques des médecins craignant certaines complications.

i.   Stérilité

16 % des médecins généralistes pensent que le DIU est cause de stérilité ultérieure chez la femme nullipare.

Pourtant, pour la Haute Autorité de Santé, aucun risque de stérilité tubaire n'a été démontré y compris chez les nullipares (niveau de preuve 3). Les délais de recouvrement de la fertilité ou de conception suite au retrait du DIU sont plus élevés que pour la seule utilisation des méthodes barrières, mais semblent comparables à ceux observés avec la contraception orale, y compris chez les nullipares (niveau de preuve 2). [1]

Une étude menée en 2002 par Delbarge et al a étudié le retour à la fertilité de 128 patientes (dont 36 nullipares) après retrait d'un DIU au cuivre type Gynefix® pour désir de grossesse. L'étude réalisée de manière rétrospective montra que 93% des patientes avaient conçu, dont 88% la première année et 99% après 2 ans d'observation. Les nullipares avaient conçu plus rapidement que les multipares (p=0.007), ceci étant du probablement à leur plus jeune âge. [4]

Alors pourquoi de telles idées préconçues ?

Peut-être sont-elles à imputer à l'existence d'études antérieures comme celle menée en France par Gayet et Henry-Suchet en 1990 retrouvait une association significative entre infertilité tubaire et DIU. Les auteurs conseillaient une contraception orale plutôt que le stérilet chez les femmes qui souhaiteraient des grossesses ultérieures, même s'il s'agit de multipares. [2] Mais cette étude cas-témoins est à analyser avec précaution, car de nombreux biais sont induits par leur méthodologie, notamment la composition du groupe témoins, comme l'a montré Skjeldestad dans une analyse citée par Grimes. [13]

Des études réalisées avec des niveaux de preuve plus importants sont beaucoup plus rassurantes.

Citons d'abord l'étude prospective randomisée de Skjeldestad et Bratt qui suivit 600 femmes sur une période de 5 ans, et montra que la fertilité des femmes n'était pas affectée par le DIU, même quand celui-ci était ôté à cause de complications. [5]

Quant à l'étude de Guderian et Trobough réalisée sur 245 patientes infertiles, elle montra que les infertilités tubaires étaient dues à des infections silencieuses à Chlamydia avec présence de résidus inflammatoires visibles par cœlioscopie ou laparotomie, mais que ces infections survenaient avec la même fréquence chez les utilisatrices de DIU et chez les non-utilisatrices. [6] La cause de l'infertilité était donc l'infection à Chlamydia et non l'utilisation d'un DIU.

Ainsi donc, la peur d'une stérilité ultérieure due au DIU est infondée, et il serait d'ailleurs judicieux de ne plus employer le terme de « stérilet » auprès des patientes, mais plutôt celui de dispositif intra-utérin, car la connotation avec stérilité est trop importante.

Intéressons-nous à présent aux 16% de médecins qui craignent ce risque de stérilité.

Le graphique ci-dessous montre la répartition par âge des médecins ayant cité cet item.

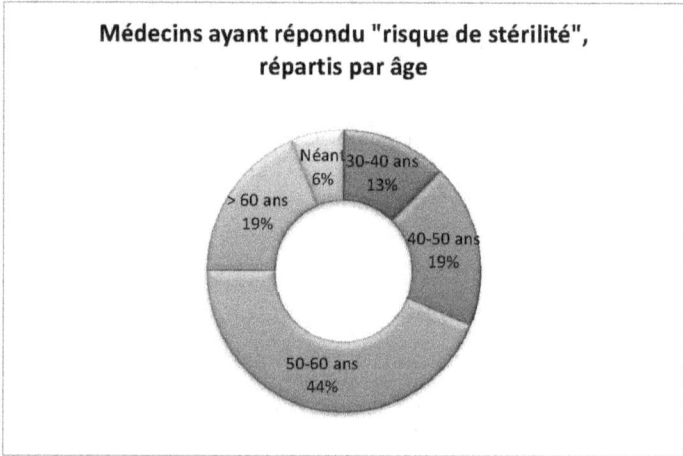

Médecins ayant répondu "risque de stérilité", répartis par âge

- Néant 6%
- 30-40 ans 13%
- 40-50 ans 19%
- 50-60 ans 44%
- > 60 ans 19%

On remarque alors que 63% des médecins ayant répondu à cette proposition ont plus de 50 ans.

Etant donné les effectifs inégaux par classe d'âge de l'échantillon, il est intéressant de regarder parmi chaque tranche d'âge, le pourcentage de médecins ayant coché cette proposition, ce qui est traduit dans le graphique suivant :

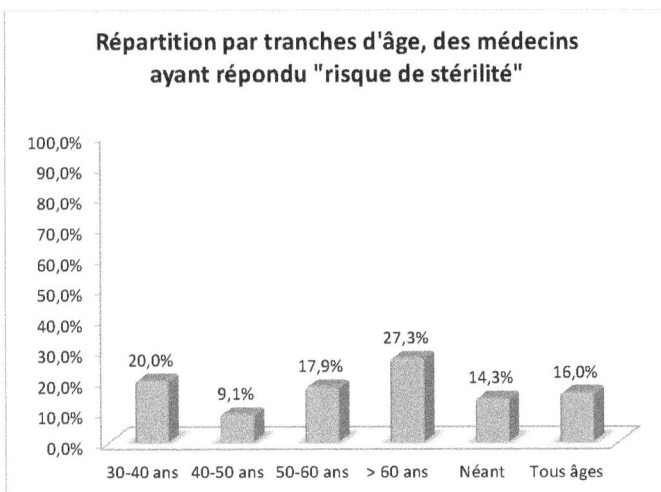

Répartition par tranches d'âge, des médecins ayant répondu "risque de stérilité"

On constate que de 40 ans à plus de 60 ans, la proportion des médecins craignant une stérilité ultérieure est progressivement croissante. De manière étonnante, la proportion des 30-40 ans ayant cette crainte est assez élevée également. Ces résultats sont à prendre avec précaution du fait du faible nombre de réponses : l'évaluation des réponses ne se fait que via les 16 médecins qui ont répondu à cette proposition. Mais l'impression globale qui en ressort est que la crainte d'une stérilité ultérieure semble plus élevée avec l'âge croissant des médecins, vraisemblablement suite à leurs cours de faculté et aux études anciennes, qui prouvaient un risque d'infertilité tubaire lié au DIU, comme on a pu le voir précédemment.

Regardons à présent la répartition des hommes et des femmes pour cette proposition :

Répartition hommes/femmes des médecins ayant répondu "risque de stérilité"

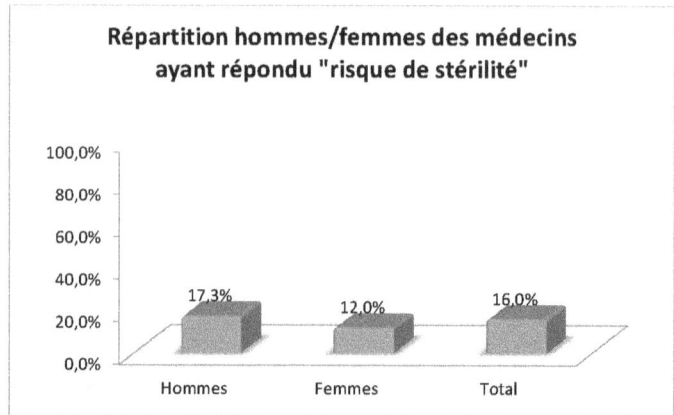

Les femmes semblent avoir moins peur que les hommes d'une infertilité ultérieure, ce qui traduit là aussi une meilleure connaissance sur le sujet.

ii. Infection pelvienne

La maladie inflammatoire pelvienne, responsable d'infertilité, a été longtemps la crainte majeure des praticiens et la raison pour laquelle ces derniers refusaient les DIU aux nullipares. Par ce terme de maladie inflammatoire pelvienne (MIP), nous pouvons regrouper les différentes infections génitales hautes telles que salpingite, endométrite, oophorite et péritonite [9].

En effet, des études anciennes trouvaient un lien de causalité entre DIU et infection pelvienne. Citons pour exemple l'étude de « The Oxford Family Planning Association » réalisée en 1981, qui trouvait un nombre significatif d'hospitalisation pour MIP chez les femmes porteuses d'un DIU. Cette large étude prospective compara les taux d'admissions pour MIP chez les femmes porteuses de DIU (1,5 pour 1000) et chez celle utilisant un autre moyen de contraception (0,14 pour 1000). Il semblait donc que le port d'un DIU entrainait un risque d'infection pelvienne multiplié par 10,5 par rapport aux femmes ayant un autre moyen de contraception. [3]

Mais plusieurs articles montrèrent par la suite l'existence de biais à ces études [10,11,12], notamment sur les études réalisées en milieu hospitalier :

- Utilisation de groupes de comparaison inappropriés. Pour les groupes composés d'utilisatrices de contraception orale ou méthode barrière, nous savons que ces méthodes ont un effet protecteur contre les infections génitales.

- Sur-diagnostic systématique des MIP parmi les utilisatrices de DIU et hospitalisations abusives des cas de MIP sur DIU.

- Pas de prise en compte de paramètres essentiels tels que le comportement sexuel des patientes et leur exposition aux IST.

Cette étude a été ré analysée par un groupe scientifique de l'OMS [13], qui corrigea certains biais notamment en prenant comme groupe de référence les femmes utilisant « une autre ou aucune » méthode contraceptive et en excluant les utilisatrices du Dalkon Shield® (DIU à fils tressés), qui avait montré significativement plus de risque de MIP que les autres DIU. Grâce à cette mise à jour, le risque relatif de MIP avec les DIU récents au cuivre était de 1,8, soit un risque non significatif.

Citons également l'article de *Kronwal et al* qui ré-analysa en 1991 l'étude « Women Health's Study ». Ils démontrent que le risque relatif de MIP était de 1.02 pour les femmes porteuses d'un DIU, comparées aux femmes n'utilisant aucune contraception. Ils en conclurent que le DIU n'augmentait pas le risque de MIP. [27]

Nous avons vu précédemment avec l'étude de Guderian et Trobough [6], que la principale cause d'infertilité n'était pas le DIU, mais les infections à *Chlamydia trachomatis.*

Il faut toutefois noter que le risque d'infection génitale haute est augmenté dans les 3 semaines qui suivent la pose d'un DIU. Une étude par essais randomisés réalisée en 1992 [14] retrouvait une incidence de 1,54 MIP pour 1000 utilisatrices de DIU au cuivre, mais cette incidence était de 9,66 MIP pour 1000 dans les 21 jours qui suivaient l'insertion du DIU. Cette étude montrait également que les 2 facteurs de risques principaux de MIP étaient un âge inférieur à 25 ans et une insertion datant de moins de 21 jours.

Ce risque est dû au fait que 75% des infections à *Chlamydia trachomatis* sont asymptomatiques chez les femmes, et que toute manœuvre instrumentale sur l'utérus peut entrainer une extension ascendante de ces infections. [15]

Quelques essais n'ont pas montré l'intérêt d'une antibioprophylaxie préventive systématique avant la pose d'un DIU. [16]

La revue Prescrire n'a pas retrouvé d'essai concernant un dépistage systématique des infections à *C. Trachomatis* avant la pose d'un DIU. [15] Toutefois il pourrait être judicieux de prévoir un tel dépistage chez les femmes que nous pourrions considérer « à risque », comme les nullipares de moins de 25 ans ou celles ayant des partenaires multiples. En cas d'infection pelvienne confirmée, la pose d'un DIU est alors à bannir, et il faut attendre quelques mois après le traitement pour ré-envisager une pose.

Il est également indispensable de rappeler aux patientes que le DIU ne protège pas des Infections Sexuellement Transmissibles (IST) et favoriser l'utilisation conjointe de préservatifs, surtout en cas de partenaires multiples.

Dans notre enquête, on constate que 47% des généralistes craignent l'infection pelvienne comme principal inconvénient du DIU chez la nullipare. Cette crainte ne semble donc pas justifiée au vu des données scientifiques récentes.

Nous avons cependant noté que le DIU pouvait être cause de MIP dans les 3 semaines suivant la pose, et qu'il conviendra d'être prudent notamment chez les femmes de moins de 25 ans en réalisant un prélèvement bactériologique avant la pose, afin de traiter une éventuelle infection.

Toutefois, si on élimine les infections pelviennes faisant immédiatement suite à la pose de DIU, le risque d'infection est ensuite beaucoup plus faible, et n'est pas lié au fait du DIU lui-même, mais à la vie sexuelle de la patiente et au risque d'infection par *Chlamydia trachomatis*. N'oublions pas de rappeler l'utilisation des préservatifs comme seul moyen de se protéger des IST, et ce pour toutes les patientes, porteuses ou non d'un DIU.

Intéressons-nous maintenant de plus près aux médecins craignant cette infection pelvienne.

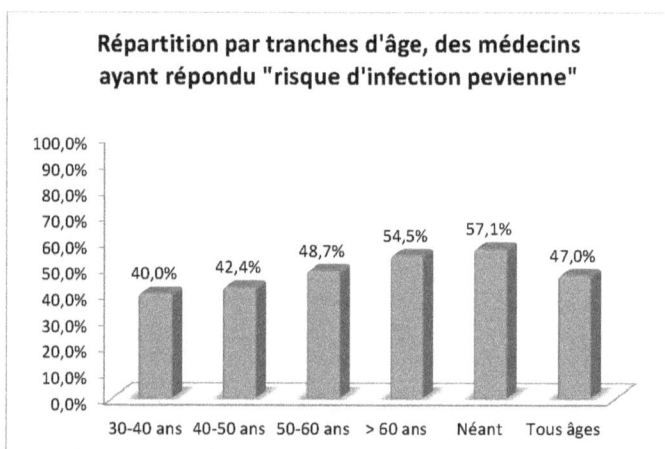

Répartition par tranches d'âge, des médecins ayant répondu "risque d'infection pevienne"

	30-40 ans	40-50 ans	50-60 ans	> 60 ans	Néant	Tous âges
	40,0%	42,4%	48,7%	54,5%	57,1%	47,0%

Il est plus fiable d'analyser les résultats de cette proposition, puisqu'elle repose sur un plus grand nombre d'individus (47). On remarque facilement que la crainte d'une infection pelvienne est proportionnellement croissante avec l'âge. Cette crainte est encore malheureusement très présente, même chez les jeunes médecins qui sont 40% à la croire vraie. Il suffit pour comprendre cela de regarder dans un livre destiné aux étudiants de 6ème année de médecine et datant de 2004, pour constater que dans « effets secondaires des stérilets » apparait en première ligne « salpingite ». [7] Cet effet secondaire est même classé parmi les « effets secondaires tardifs », alors que l'on a vu que le risque infectieux était augmenté de manière significative uniquement dans les 3 semaines suivant la pose. [14]

La discordance de réponse entre les hommes et les femmes généralistes est là aussi frappante :

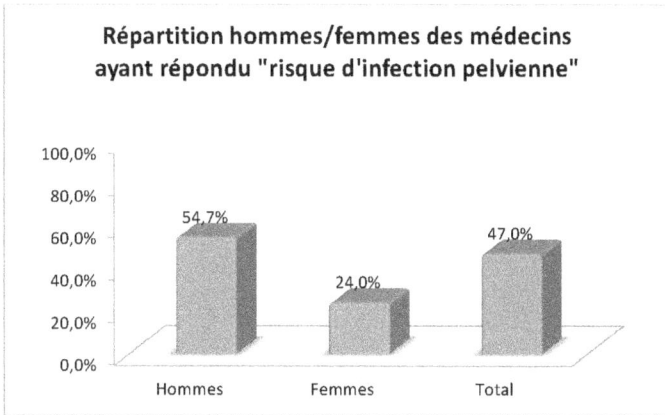

Répartition hommes/femmes des médecins ayant répondu "risque d'infection pelvienne"

Hommes : 54,7%
Femmes : 24,0%
Total : 47,0%

Là encore, les femmes semblent mieux connaitre les dernières études prouvant le risque mineur d'infection pelvienne du aux DIU.

iii. Mauvaise tolérance

Dans le terme « mauvaise tolérance », on pouvait comprendre en autre les douleurs, les saignements et les expulsions (ces items étaient suggérés aux médecins par téléphone). Par ailleurs, nous ne nous intéresserons qu'aux effets secondaires des DIU au cuivre, les DIU au lévonorgestrel étant trop gros pour le col de la nullipare et leur insertion est donc très malaisée.

- Une expulsion d'un DIU peut arriver lorsque l'utérus ne tolère pas le dispositif et se contracte de manière répétée jusqu'à son expulsion partielle ou complète. Les facteurs favorisants une expulsion sont : un manque d'expérience de l'opérateur qui n'insère pas le DIU jusqu'au fond utérin ; un utérus malformé ; une taille de DIU inadaptée ; une insertion du DIU pendant les règles. La plupart des expulsions de DIU ont lieu dans les 3 mois suivant la pose, particulièrement au moment des règles. [9] Ce taux d'expulsion semble un peu plus élevé chez les femmes nullipares. C'est du moins ce que prouve la plupart des études [15], et ce que confirme également l'OMS [26]. Les études s'accordent également à dire que le taux d'expulsion diminue avec l'âge, aussi bien chez les femmes multipares que nullipares. [9,26]

- Les douleurs pelviennes peuvent être secondaires à la pose du DIU. Elles sont à type de crampes utérines et sont dues à la libération de prostaglandines. Ces douleurs ne durent habituellement que quelques jours et répondent bien aux antalgiques simples. [9] Toutefois, une étude néo-zélandaise réalisée chez plus de 16 000 femmes a prouvé que les douleurs au cours de la pose ou les jours suivants étaient plus importantes chez les femmes nullipares. [17]

- Les douleurs menstruelles sous DIU au cuivre sont souvent plus importantes et sont cause de renoncement à cette méthode chez 6% des femmes. [15] Ces douleurs diminuent souvent dans les 6 à 12 mois suivant l'insertion. Selon Guillebaud, les douleurs pelviennes chez les nullipares sont dues à une mauvaise adéquation entre une cavité utérine trop petite et un dispositif trop long ou trop large, qui peut aller irriter la partie très sensible de l'isthme utérin ou avoir des bras en T qui pénètrent dans le myomètre.[18] Un essai mexicain réalisé chez 1170 femmes nullipares a prouvé que les dispositifs de taille réduite type « shorts » étaient mieux tolérés et donnaient moins de douleurs. En effet, des symptômes douloureux ont été rapportés chez 1% des

femmes avec le TCu 380 Short, alors que ce taux était de
2.8% chez celles portant des MLCu 375 sl. [19]

- Chez les utilisatrices de DIU au cuivre, les saignements
  menstruels sont plus importants que chez les non
  utilisatrices. Ces saignements augmentent en moyenne de
  moitié après la pose d'un DIU et sont une cause de
  renoncement dans environ 20% des cas. [15] Concernant la
  femme nullipare, les études sont divergentes concernant les
  méno-métrorragies, mais on peut considérer que si les
  nullipares se font plus souvent retirer leur DIU pour cette
  raison, c'est aussi peut-être que les femmes jeunes ont une
  moins bonne tolérance à tout effet secondaire. [6] Par
  ailleurs, il semble que les DIU « shorts » permettent
  également des saignements moins abondants chez les
  nullipares. [19]

Il semble donc que chez la femme nullipare, il y ait un taux plus
important d'expulsion. Douleurs et saignements sont des effets
secondaires assez fréquents mais qui peuvent être diminués avec
l'utilisation de dispositifs « shorts ».

La proposition « mauvaise tolérance », approuvée par 57% des
médecins interrogés, pouvait donc être cochée de manière justifiée.
L'âge des médecins ne s'est pas révélé être un critère discriminant pour
cette proposition, quant au sexe du médecin, il semble que les femmes
craignent un peu moins cet effet secondaire puisqu'elles sont 52% à le
penser, contre 58.7% des hommes.

iv. *Efficacité moindre*

8% des médecins ont jugés que le DIU présentait une efficacité moindre par rapport à la pilule œstro-progestative.

En théorie effectivement, la pilule œstro-progestative a un indice de Pearl égal à 0.1, ce qui signifie 1 grossesse pour 1000 femmes en un an, et les DIU au cuivre (en T avec 380 mm² de cuivre) un indice de Pearl de 0.6. Toutefois en pratique, la contraception orale semble moins efficace, surtout en raison de difficultés d'observance, et on recense en moyenne 60 à 80 grossesses pour 1000 femmes en un an, soit un indice de Pearl compris entre 6 et 8. [15]

Le DIU est donc, en pratique, une méthode beaucoup plus efficace que la pilule œstro-progestative.

Autant d'hommes que de femmes craignaient ce manque d'efficacité, et l'âge n'était pas un critère discriminant.

v. *Technique de pose difficile*

Chez les nullipares, la pose d'un DIU est un peu plus délicate car l'orifice cervical a un diamètre plus étroit. Le passage du col par l'hystéromètre puis l'inserteur peut être très douloureux. Il est donc recommandé de pratiquer une anesthésie locale sur le col, puis de dilater le col avec de petites bougies de Hegar. [9] La prise orale de 400 µg de *misoprostol* (CYTOTEC®) une heure avant la pose d'un DIU pourrait être également utile, puisqu'elle améliore l'insertion dans 20% des cas. [20]

La pose peut donc paraître techniquement plus difficile chez une nullipare. C'est ce qu'ont répondu 47% des médecins interrogés. Il est intéressant de constater que parmi ceux qui ont répondu positivement à cette proposition, 62.2% posaient des DIU, ce qui explique qu'ils se sentent plus touchés par une difficulté technique.

Regardons la répartition par âge des médecins craignant une pose délicate du DIU :

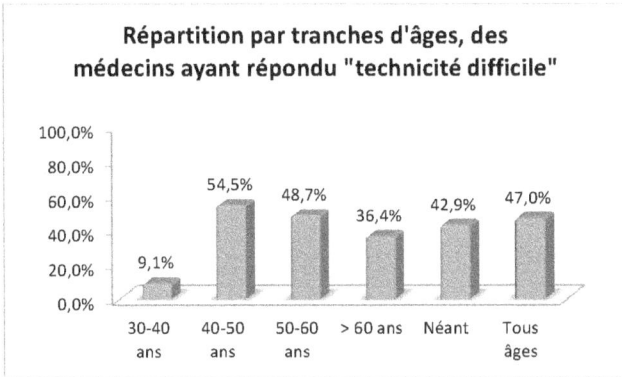

Répartition par tranches d'âges, des médecins ayant répondu "technicité difficile"

	30-40 ans	40-50 ans	50-60 ans	> 60 ans	Néant	Tous âges
	9,1%	54,5%	48,7%	36,4%	42,9%	47,0%

Les jeunes médecins semblent moins touchés par la technique difficile. 30% d'entre eux posent des DIU, ce qui est le taux le plus faible en comparaison des autres tranches d'âges, comme le montre le graphique ci-dessous :

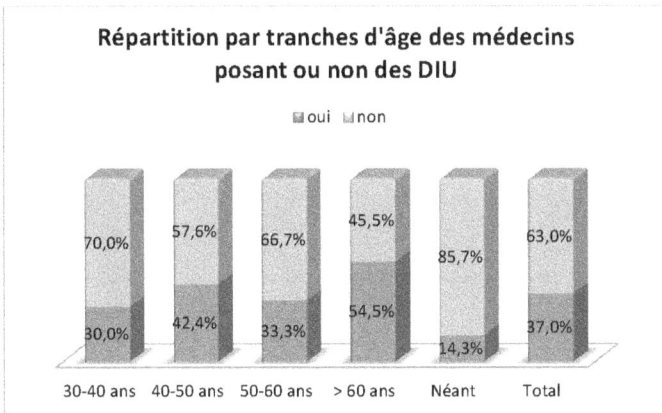

Répartition par tranches d'âge des médecins posant ou non des DIU

oui non

	30-40 ans	40-50 ans	50-60 ans	> 60 ans	Néant	Total
non	70,0%	57,6%	66,7%	45,5%	85,7%	63,0%
oui	30,0%	42,4%	33,3%	54,5%	14,3%	37,0%

Mais l'analyse de ce groupe d'âge (30-40 ans) n'est pas statistiquement significative puisqu'elle repose sur un nombre restreint de sujets (10 au total).

On a ensuite l'impression que la crainte d'une pose difficile décroit avec l'âge.

En effet, les plus de 60 ans sont ceux qui posent le plus de DIU puisqu'ils sont 54.5% à en poser, et ce sont pourtant eux qui craignent le moins une technique difficile chez la nullipare (36.4% d'entre eux). Serait-ce l'expérience qui leur prouve que ce n'est pas si difficile ? Pourtant, ils ne sont que 33,3% a en avoir déjà posé chez une nullipare.

Mais l'expérience ne semble pas entrer en jeu, car comme le montre le graphique ci-dessous, les médecins âgés de 40 à 50 ans sont ceux qui craignent une technique de pose difficile, malgré une bonne expérience puisqu'ils sont 42.9% à en avoir déjà posé chez une nullipare. Peut-on peut-être alors parler de « mauvaise expérience » ?

Répartition par âge des médecins ayant déjà posé un DIU chez une nullipare, chez ceux posant des DIU.

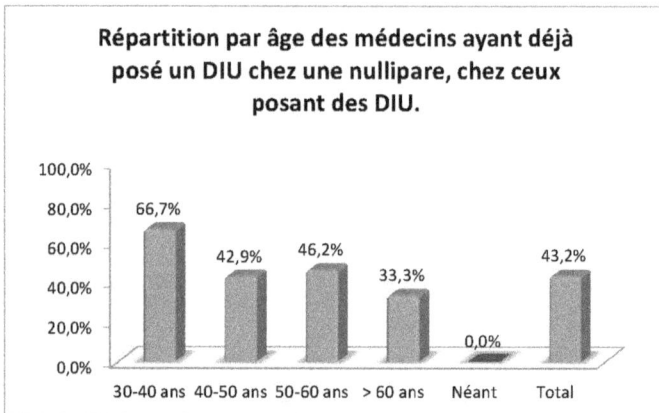

vi. *Grossesse extra-utérine*

L'une des complications communément attribuée au DIU est le risque de Grossesse Extra-Utérine (GEU). C'est ce qu'ont répondu spontanément 2 médecins, alors que cette proposition ne leur était pas faite.

Mais le DIU au cuivre agit non seulement en diminuant les capacités d'implantation d'un œuf fécondé, mais aussi en diminuant le risque de fécondation, par l'intermédiaire du cuivre qui ralentit les spermatozoïdes, qui pénètreront ainsi plus difficilement la glaire cervicale. Le risque de GEU chez une femme porteuse d'un DIU est donc diminué par rapport à une femme n'utilisant pas de moyen de contraception. Selon les études, on compterait 0,2 à 2,5 GEU pour 1000 utilisatrices d'un DIU en un an, alors que chez les non utilisatrices, le taux de GEU serait de 1,2 à 5 grossesses pour 1000 femmes en un an. [21]

Par ailleurs, dans le cas où une grossesse surviendrait malgré tout avec un DIU, le risque que cette grossesse soit extra-utérine est de 5%. [22]

3) *Le point de vue des patientes, vu par les médecins généralistes*

Pour la grande majorité des médecins généralistes, le DIU représente une méthode de contraception « difficilement acceptable » par les patientes nullipares, puisqu'ils sont 63% à le penser. La question est alors de savoir ce que l'on entend par « acceptable » ? L'acceptabilité ou la tolérance d'une contraception comme de tout traitement dépend de chaque individu. En effet, chaque personne ne tolère pas la douleur de la même manière, ou à certains effets secondaires pouvant lui sembler « intolérables ». Pour d'autres, ce sera la prise quotidienne d'un médicament qui ne sera pas tolérable. Alors, qu'est-ce qui pour les médecins semble si intolérable dans le stérilet ? Ne pas se soucier de sa contraception pendant 5 ans voire plus pourrait pourtant sembler quelque chose d'acceptable ?

N'est-ce pas plus intolérable de prendre des hormones quotidiennement et d'avoir des effets secondaires tels qu'une prise de poids, de l'acné, ou une baisse de la libido ?

Ou alors est-ce la peur de faire mal en insérant le DIU ? Mais nous avons vu précédemment qu'il y avait différentes techniques comme l'anesthésie locale du col ou la prise de *misoprostol* qui pouvaient faciliter l'insertion et diminuer largement les douleurs de la pose.

Il semble important d'écouter chaque patiente et le vécu de sa contraception. Les médecins évoquent comme motivations à la pose d'un DIU l'absence de prise quotidienne, la facilité d'observance, mais aussi la mauvaise tolérance aux hormones.

Il serait intéressant de recueillir l'avis des femmes nullipares sur le stérilet, afin de les comparer aux idées des médecins, et de voir si pour elles l'acceptabilité est si mauvaise.

Car si pour les médecins cette méthode n'est pas acceptable, il semble effectivement difficile qu'ils la proposent à leurs patientes.

4) *Réponses paradoxales*

Certaines réponses de médecins peuvent paraître paradoxales. Par exemple, 11 médecins sont favorables à la pose de DIU chez la femme nullipare (ils ont répondu « favorable en seconde intention » ou

« totalement favorable » à la question 1), mais ne parlent « jamais spontanément » de cette méthode de contraception à leurs patientes. Le DIU ne fait a priori donc pas encore partie des méthodes de contraception envisageables pour eux chez la nullipare, même s'ils semblent au courant des dernières recommandations. Ces réponses paradoxales sont-elles le reflet de l'ambivalence des médecins : d'un côté, l'évolution des pratiques professionnelles, et de l'autre leurs croyances personnelles basées sur un ancien apprentissage ?

De manière là aussi étonnante, 3 médecins étant opposés à la pose de DIU chez la nullipare (ayant répondu « fortement opposés » ou « totalement opposés » à la question 1), connaissent pourtant les indications du DIU chez la nullipare que sont l'échec d'une autre contraception, la contre-indication aux moyens hormonaux et la mauvaise tolérance des moyens hormonaux. S'ils savent que dans ces cas de figure un DIU peut être proposé, pourquoi y sont-ils opposés ? Là aussi nous pourrions y voir une ambivalence entre croyances personnelles et apprentissage des nouvelles recommandations.

5) L'acquisition des recommandations par les médecins généralistes

a. Les sources d'informations du médecin généraliste

Le législateur a confié un rôle central à la HAS par la loi du 13 août 2004 relative à l'assurance maladie. Cette autorité indépendante est chargée « d'élaborer les guides de bon usage des soins ou les recommandations de bonne pratique, de procéder à leur diffusion et contribuer à l'information des professionnels de santé et du public dans ces domaines ». La HAS diffuse ses informations par l'intermédiaire de fiches de bon usage des médicaments (BUM), de point presse, de réalisation de guides médecins pour la prise en charge des affections de longue durée, etc. Cette diffusion se fait donc essentiellement via des matériels éducatifs. [23]

Le médecin généraliste a, de son côté, une abondance et une multiplicité des sources d'informations, qui peuvent conduire à la confusion: industrie pharmaceutique via les visiteurs médicaux, autorités sanitaires (HAS, AFSSAPS), assurance maladie via les DAM (Délégués de l'Assurance Maladie), presse médicale, formation continue, sociétés savantes, relations avec les confrères via des groupes de pairs, etc. Il doit ainsi sélectionner ses sources d'informations afin de mettre à jour ses connaissances pour l'aider au mieux dans sa décision médicale. Car « la décision du médecin n'est [...] pas une décision d'optimisation à partir d'une information parfaite, mais un processus délibératif au cours duquel le médecin réalise un arbitrage raisonné entre le savoir médical, son expérience professionnelle, l'individualité du patient, les normes professionnelles... ». [23]

b. Evolution des pratiques médicales suite à une formation

Il est intéressant à présent de regarder de quelle manière sont acquises ces informations et l'évolution qu'elles entraînent sur les pratiques médicales.

Kirk a montré qu'il existe une temporalité entre le moment de la formation et ses effets attendus dans la pratique puis dans la société, représentée par le schéma général suivant [24]:

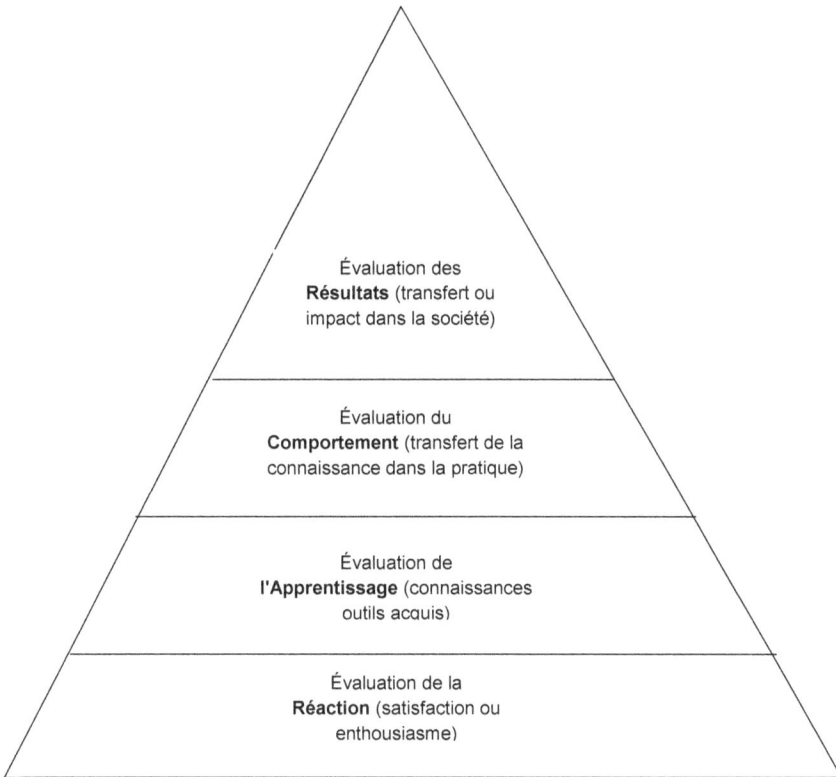

Évaluation des
Résultats (transfert ou
impact dans la société)

Évaluation du
Comportement (transfert de la
connaissance dans la pratique)

Évaluation de
l'Apprentissage (connaissances
outils acquis)

Évaluation de la
Réaction (satisfaction ou
enthousiasme)

Il est intéressant de voir également que les formations doivent se répéter pour être efficaces. En effet une étude suédoise réalisée de 1982 à 1985 a recherché le lien entre formation des médecins généralistes sur les troubles dépressifs et impact sur la population. Cette étude a démontré d'une part qu'il y avait un lien de causalité entre formation, comportement médical et modifications de l'état de santé des patients, et d'autre part que le programme de formation doit être renouvelé tous les 2 ans pour obtenir des résultats durables. [25]

D'autres études ont été menées afin de voir quels types de formations médicales continues (FMC) avaient le plus d'impact sur la pratique future des médecins. [25]

Il en ressort que les cours « magistraux », et la diffusion simple de matériels imprimés (incluant les recommandations cliniques) n'ont quasiment pas d'impact sur la pratique médicale.

Les méthodes les plus efficaces sont les échanges sur les pratiques avec des confrères comme les groupes de pairs, l'apprentissage par des « leaders d'opinion » c'est-à-dire des professionnels de santé désignés par leurs collègues comme influents en terme de formation, et les rappels au moment de la décision (« reminders ») sous forme de papiers, de feuilles de prescription ou via l'informatique.

On constate donc que la formation médicale en France est livrée à de nombreux aléas : nombreuses sources d'informations plus ou moins scientifiques où le médecin peut puiser, et acquisition différente des connaissances en fonction du mode de formation, avec une répercussion différente sur les pratiques qui en découlent. Dans certains pays occidentaux, les médecins reçoivent de la part des autorités sanitaires de véritables « bibles » de bonnes pratiques, qui permettent au moins de centraliser des informations fiables d'un point de vue scientifique. [23]

L'efficacité de la diffusion des recommandations de la HAS est donc incertaine en termes d'impact sur la prescription, dans la mesure où les études prouvent l'avantage comparatif du face-à-face (comme avec les visiteurs médicaux et les DAM) et des « leaders d'opinion ».

IV. CONCLUSION

Sur la base de l'enquête conduite sur un échantillon représentatif de 100 médecins de Loire-Atlantique, les médecins généralistes semblent avoir intégré les recommandations de 2004 de la Haute Autorité de Santé stipulant que les dispositifs intra-utérins étaient adaptés chez les femmes nullipares, puisque 70% d'entre eux y sont favorables.

Comme inconvénients de cette méthode de contraception, ils craignent surtout une mauvaise tolérance, même si nous avons vu qu'en utilisant des dispositifs adaptés type « shorts », les saignements et les douleurs pelviennes peuvent être amoindris.

Mais les médecins voient aussi les aspects pratiques et la pose d'un DIU chez une femme nullipare leur paraît une technique difficile, surtout chez ceux qui posent déjà des stérilets, avec notamment la crainte, semble-t-il, de faire mal.

Toutefois on constate que bien que leurs connaissances soient relativement à jour, leurs croyances personnelles restent bien ancrées, surtout en ce qui concerne le risque d'infection pelvienne. Les jeunes médecins et les femmes généralistes semblent pourtant moins craindre ce risque et s'être plus renseignés sur les études prouvant que le risque de maladie inflammatoire pelvienne n'était pas majoré mis à part dans les 3 semaines suivant la pose, ce qui avec des mesures préventives simples est largement contrôlable. De manière logique, ce sont donc aussi les jeunes médecins et les femmes qui proposent le DIU à leurs patientes nullipares dans les situations les plus adaptées.

Mais pour la majorité des médecins, le DIU est une méthode difficilement acceptable pour les femmes nullipares. On comprend alors que ce type de contraception soit encore trop peu utilisé, car si pour eux ce n'est pas acceptable, comment pourraient-ils alors la proposer à leurs patientes ?

Mettre à jour ses connaissances, suivre les dernières recommandations, adapter ses pratiques professionnelles, voilà ce que chaque médecin tente de faire dans son quotidien. Mais nous constatons qu'il faut quand même du temps pour que ses propres croyances personnelles héritées bien souvent des bancs de la faculté se mettent elles aussi à jour. D'où l'obligation pour les médecins d'avoir une formation médicale continue.

Mais la multiplicité des sources d'informations médicales peut parfois créer la confusion, et les moyens de la HAS pour diffuser ses recommandations ne semblent pas très efficaces. Il serait donc intéressant de penser à d'autres modes de diffusion de ces guides de bonnes pratiques, comme le face-à-face ou la formation par des « leaders d'opinions », et de répéter ces formations. Cela semble la condition nécessaire pour faire évoluer les médecins sur leurs pratiques, et que le DIU, sans pour autant qu'il soit indiqué en première intention chez la nullipare, devienne enfin une alternative contraceptive reconnue et acceptée.

V. BIBLIOGRAPHIE

[1] Agence Nationale d'Accréditation et d'Evaluation en Santé (ANAES).
Recommandations pour la pratique clinique. Stratégie de choix des
méthodes contraceptives chez la femme.
Décembre 2004
http://www.has-sante.fr/portail/jcms/c_272385/strategies-de-choix-des-methodes-contraceptives-chez-la-femme

[2] Gayer ML, Henry-Suchet J
Contraception et stérilité tubaire d'origine infectieuse
J Gynecol Obstet Biol Reprod (paris). 1990 ; 19 (2) : 155-164

[3] Vessey MP, Yeates D, Flavel R, McPherson K
Pelvic inflammatory disease and the intrauterine device: findings in a
large cohort study.
Br Med J(Clin Res Ed). 1980 Mar 14; 282(6267): 855-857.

[4] Delbarge W, Batar I, Bafort M et al
Return to fertility in nulliparous and parous women after removal of the
Gynefix® intrauterine contraceptive system
Eur J Contracept Reprod Health Care. 2002 Mar ; 7 (1) : 24-30

[5] Skjeldestad FE, Bratt H
Return to fertility after use of IUDs (NovaT®, ML Cu 250®, ML Cu 375®)
Adv Contracept 1987 Jun ; 3(2) : 139-145

[6] Guderian AM, Trobough GE
Residues of pelvic inflammatory disease in intrauterine device users : a
result of the intrauterine device or Chlamydia trachomatis infection ?

Am J Obstet Gynecol. 1986 Mar ; 154(3) : 497-503

[7] Courbière B, Carcopino X.
Internat 2004 Gynécologie Obstétrique
Paris: Vernazobres-Grego. 2004: 213-224

[8] Winckler M.
DIU et nullipares : les gynécologues français auraient-ils raison ?
Juillet 2004.
Disponible sur le site web à l'adresse :
http://martinwinckler.com/article.php3?id_article=302 (page consultée le
03/01/2011)

[9] Géraldine Peltier
Dispositifs intra-utérins et nulliparité. Revue de la littérature.
http://www.sudoc.abes.fr/DB=2.1/SET=1/TTL=1/SHW?FRST=1
2005 Sep 27; 1-106

[10] Chi I
What we have learned from recent IUD studies: a researcher's
perspective.
Contraception. 1993 Aug; 48(2):81-102

[11] Darney PD.
Time to pardon to the IUD ?
N Engl J Med. 2001 Aug 23; 345(8): 608-610

[12] Grimes DA.
Intrauterine devices et infertility : sifting trough the evidence.

Lancet. 2001 Jul 7; 358(9275):6-7

[13] Grimes DA.
Intrauterine device and upper-genital-tract infection.
Lancet. 2000 Sep 16; 356(9234):1013-9

[14] Farley TM, Rosenberg MJ, Rowe PJ, Chen JH, Meirik O.
Intrauterine devices and pelvic inflammatory disease:an international perspective.
Lancet. 1992 Mar 28; 339(8793):785-788

[15]Prescrire Rédaction
Dispositifs intra-utérins, alias stérilets. Première partie : une alternative efficace à la contraception hormonale orale.
Rev Precrire. 2009 Fev; 29(304):113-119

[16]Prescrire Rédaction
Pose d'un Stérilet: antibioprophylaxie inutile.
Rev Precrire. 2001; 21(215):216-217

[17] Harrisson-Woolrych M et coll.
Insertion of the Multiload Cu375 intrauterine device; experience in over 16 000 New Zeland women
Contraception 2002; 66(6): 387-391

[18] Guillebaud J.
Intrauterine devices.
In: *Contraception. Your questions answered.*
Churchill Livingstone, 4ème édition, 2004. 367-449.

[19] Otero-Flores JB et coll.

A comparative randomized study of three different IUDs in nulliparous Mexican women.

Contraception 2003; 67 (4): 273-276.

[20] Sääv I et coll.

Cervical priming with sublingual misoprostol priori to insertion of an intrauterine device in nulliparous women : a randomized controlled trial.

Hum Reprod 2007; 22(10): 2647-2652

[21] Black A.

Dispositifs intra-utérins.

In Black A et coll.

Consensus canadien sur la contraception.

J Obstet Gynaecol Can 2004; 26(3): 289-296

[22] National collaborating centre for women's and children's health.

"Long-acting reversible contraception"

National Institute for Health and Clinical Excellence

October 2005: 192 pages.

[23] Bras PL, Ricordeau P, Roussille B, Saintoyant V.

L'information des médecins généralistes sur le médicament.

Rapport de l'inspection générale des affaires sociales (IGAS)

Septembre 2007; Rapport n°RM 2007-136P

[24] Moran JA, Kirk P, Kopelow M.

Measuring the effectiveness of a pilot continuing medical education program.
Can Fam Physician 1996; 42: 272-276

[25]Thurin JM.
La formation médicale continue a-t-elle une influence sur la pratique médicale?
Psychiatrie française 2000; 1:117-132

[26] Organisation Mondiale de la Santé, rapport d'un groupe scientifique.
Mode d'action, inocuité et efficacité des dispositifs intra-utérins.
Série de Rapports techniques 753.
Genève 1987. Page web:
http://whqlibdoc.who.int/trs/WHO_TRS_753_fre.pdf (consultée le 31/01/2011)

[27] Kronwal RA, Whitney CW, Mumford SD.
The intrauterine device and pelvic inflammatory disease : the Women's Health Study reanalyzed.
J Clin Epidemiol 1991 ; 44 :109-12

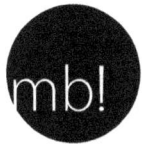

MoreBooks!
publishing

mb!

Oui, je veux morebooks!

i want morebooks!

Buy your books fast and straightforward online - at one of world's fastest growing online book stores! Environmentally sound due to Print-on-Demand technologies.

Buy your books online at

www.get-morebooks.com

Achetez vos livres en ligne, vite et bien, sur l'une des librairies en ligne les plus performantes au monde!
En protégeant nos ressources et notre environnement grâce à l'impression à la demande.

La librairie en ligne pour acheter plus vite

www.morebooks.fr

VSG

VDM Verlagsservicegesellschaft mbH
Heinrich-Böcking-Str. 6-8   Telefon: +49 681 3720 174   info@vdm-vsg.de
D - 66121 Saarbrücken   Telefax: +49 681 3720 1749   www.vdm-vsg.de

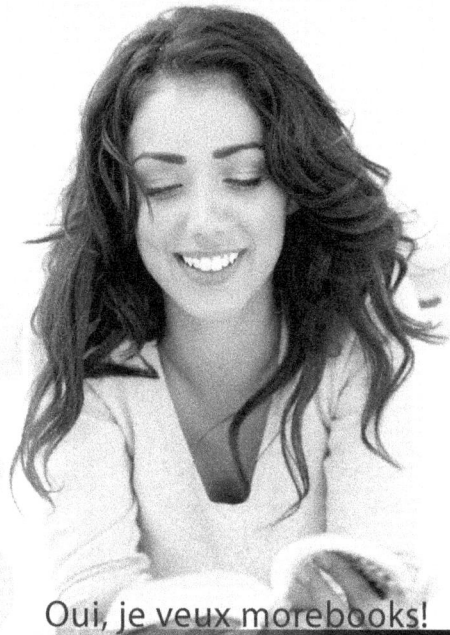

www.ingramcontent.com/pod-product-compliance
Lightning Source LLC
Chambersburg PA
CBHW021609210326
41599CB00010B/669